A MONSIEUR LE MAIRE DU IXᵉ ARRONDISSEMENT DE PARIS

M. P. DABRIN

OFFICIER DE LA LÉGION D'HONNEUR.

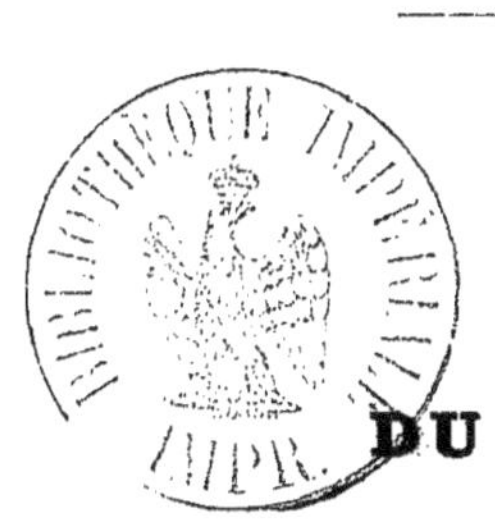

COMPTE RENDU

DU SERVICE MÉDICAL

DANS L'ASILE DES ENFANTS DE LA RUE NEUVE - BRÉDA

PAR LE MÉDECIN DE L'ASILE

M. LE Dʳ Benjamin GOIZEAU.

PREMIÈRE ANNÉE.

1861

COMPTE RENDU DU SERVICE MÉDICAL

DANS L'ASILE DES ENFANTS DE LA RUE NEUVE-BRÉDA.

Monsieur le Maire,

Je croirais manquer au plus saint des devoirs si je laissais écouler l'année sans vous rendre un compte aussi exact que possible du résultat de mes visites de chaque jour à l'Asile des enfants de la rue Neuve-Bréda. Cette communication, je l'entreprends avec d'autant plus de plaisir, qu'elle sera accueillie par vous, j'en suis persuadé, avec cette bienveillance qui vous est si habituelle.

Avant d'entrer en matière, qu'il me soit permis d'adresser à Madame la Directrice de l'Asile des félicitations sincères pour tous les soins, pour toute l'intelligence et pour tout le cœur qu'elle développe au profit de ce petit monde, si difficile à bien connaître et si difficile à bien diriger.

Dans l'asile de la rue Neuve-Bréda, à partir du mois de

juillet 1860 jusqu'au mois de juillet 1861, 96 enfants, par suite d'indispositions, ont exigé des soins particuliers. Ces soins leur ont été donnés tantôt à l'Asile même, et tantôt au sein de leur famille.

Toutes les fois que les affections entraînent avec elles un caractère de contagion, nous n'hésitons pas à faire reconduire immédiatement, chez eux, les enfants qui en sont atteints.

Nous éliminons également de l'Asile, mais pour un laps de temps déterminé, tous les enfants porteurs d'affections, sinon contagieuses, mais du moins pouvant occasionner de la répulsion par leur aspect. En agissant ainsi, nous croyons entrer dans vos vues, tout en donnant à l'Asile et du crédit et du charme. Du crédit, en montrant aux parents qu'on n'y reçoit que des enfants exempts de maladies ; du charme, en rendant l'abord de ces enfants plus facile à toutes les personnes charitables qui veulent bien consacrer de longues heures de leur existence soit à les visiter, soit à les instruire.

Comme médecin attaché à cet établissement d'incontestable utilité, je m'impose deux devoirs très impérieux à remplir, et si je considère chacun de ces deux devoirs pris en particulier, je suis forcé de reconnaître qu'ils ont autant de valeur l'un que l'autre. Ces deux devoirs sont : 1° démontrer à l'Administration supérieure les résultats bons de sa charité intelligente ; 2° et acquérir des connaissances pratiques, les seules vraiment utiles pour les perfectionnements ultérieurs à introduire dans les salles d'asile.

Charité et lumière, telle est notre devise.

Ce total de 96 malades doit être divisé en deux catégories : l'une comprendra les maladies du domaine de la chirurgie, au nombre de 40 cas ; et l'autre comprendra celle du domaine de la médecine plus spécialement, au nombre de 56 cas.

Avant d'entreprendre le détail des maladies, disons de suite que nous sommes très heureux de n'avoir eu à déplorer aucun accident grave, tels que chutes, épidémies, épilepsies, etc., etc.

CLASSEMENT DES MALADIES.

CHIRURGIE.

	Cas.
Ganglions cervicaux.	10
Ophthalmies catarrhales	12
Kérato-conjonctivite.	4
Conjonctivite.	5
Chute du rectum.	2
Déchirure d'un des ligaments du pied.	1
Plaie par suite d'un bandage vicieux.	1
Abcès au col.	3
Chute avec plaie simple au front.	2

MÉDECINE.

	Cas.
Ecthyma.	3
Impétigo.	2
Lupus.	1
Eczéma.	5
Affections aiguës du cuir chevelu.	13
Prurigo.	3
Coqueluche.	7
Erythème de la face.	4
Diarrhée.	6
Gerçures diphthéritiques de la commissure des lèvres.	5
Miliaire	3
Grippe.	4

POPULATION DE L'ASILE.

—

Le nombre des enfants inscrits sur le registre de l'Asile est bien loin de représenter le nombre des enfants réellement présents aux séances. L'Asile est un va-et-vient d'enfants ou nouvellement inscrits, ou inscrits déjà depuis assez longtemps. Les parents, en réclamant l'inscription de leurs enfants, ne veulent que s'assurer une retraite certaine où les déposer lorsqu'ils seront forcés de vaquer à des occupations hors du logis.

MOUVEMENT. — Il y avait :

En juillet 1860 : 43 garçons et 28 filles ; ce qui donne un total de 71 enfants présents, contre 92 d'inscrits sur le registre ;

En août : 61 garçons et 32 filles ; 93 présents, contre 102 d'inscrits ;

En septembre : 50 garçons, 30 filles ; 80 présents, contre 106 d'inscrits ;

En octobre : 65 garcons, 45 filles ; 110 présents, contre 123 d'inscrits ;

En novembre : 85 garçons, 75 filles ; 120 présents, contre 139 d'inscrits ;

En décembre : 65 garçons, 50 filles ; 105 présents, contre 143 d'inscrits ;

En janvier 1861 : 102 en tout, contre 148 d'inscrits ;

En février : 104 présents, contre 149 d'inscrits ;

En mars : 55 garçons, 39 filles ; 84 présents, contre 155 d'inscrits ;

En avril : 70 garçons, 65 filles ; 125 présents, contre 168 d'inscrits ;

En mai : 62 garçons, 47 filles ; 109 présents, contre 172 d'inscrits ;

Eu juin : 135 présents, contre 180 d'inscrits ;

En juillet : 125 présents, contre 180 d'inscrits ;

Maintenant, en faisant la somme totale des enfants présents, nous trouvons, pour toute l'année, 1,363 enfants, contre 1,857 inscriptions.

La différence de ces deux nombres (494) représente donc la petite population flottante de notre Asile : résultat tout à fait inattendu, sans la statistique, et offrant un intérêt pratique.

En mettant en regard 1,363, nombre des enfants présents, et 96, nombre des enfants malades, on est immédiatement frappé de leur grande disproportion, en raison de la multitude des causes morbides sévissant sur les enfants en bas âge. Il faut remarquer que ce nombre 96 ne représente que les enfants dont les maladies ont été constatées aux visites journalières ; et qu'il faudrait, en outre, que nous fussions au courant du nombre des enfants retenus chez eux à cause de maladies aiguës, pour être le plus près possible de la vérité statistique ; mais nos fonctions ne peuvent évidemment pas aller au delà des limites de l'Asile.

D'après ce relevé, on peut cependant voir quelle est la fréquence des affections tant chirurgicales que médicales qui ont régné sur les enfants de l'Asile dans l'année qui vient de s'écouler.

L'inflammation, ou aiguë ou chronique, l'emporte de beaucoup : 34 en chirurgie et 42 en médecine. Total : 76. Reste donc, pour toutes les autres affections, le nombre 20.

Cette grande disproportion, entre les affections inflammatoires et les affections qui ne relèvent pas directement de l'inflammation, se comprend aisément chez les petits enfants. C'est à cette heure de la vie que l'organisme est doué d'une force de développement considérable : condition la plus favorable de toutes pour le facile accès des affections aiguës.

Après la classe si riche des inflammations, vient la famille variée des maladies de la peau : 14 cas. Se suivent ensuite, sans bien grande importance : 2 chutes, avec plaie peu grave ;

2 indispositions du rectum ; 1 plaie par suite d'un bandage vicieux ; et enfin la déchirure d'un des ligaments du pied.

Ce n'est que pour simplifier notre exposition que nous avons adopté cette division des maladies, *en maladies chirurgicales* et en *maladies médicales proprement dites;* car, au fond, cette division est non-seulement *irrationnelle*, mais encore *nuisible*. *Irrationnelle*, parce qu'il est, en effet, impossible de dire, là s'arrête une affection chirurgicale, et là commence une affection purement médicale. Pour ce qui me concerne, j'ai l'habitude de dire *maladie chirurgicale* pour exprimer le mode de traitement, et non pas la nature de la maladie : une jambe se fracture, on y applique des appareils chirurgicaux; ainsi on panse la jambe, mais on traite le blessé.

Expliquons-nous entièrement :

L'hygiène est l'ensemble des lois présidant au maintien du bon ordre dans notre organisme ; et, par suite, l'hygiène tend à exclure toutes les causes morbides.

La chirurgie est l'ensemble des appareils et des opérations.

La médecine est la connaissance des états organopathiques, ou de causes externes ou de causes internes.

La thérapeutique comprend : les appareils, les opérations et les préparations pharmaceutiques.

Un traitement chirurgical, pour être bon et utile, a toujours besoin d'être accompagné d'un traitement médical.

Un traitement médical peut et doit quelquefois recourir à des moyens dits chirurgicaux.

Ainsi, l'esprit chirurgical et l'esprit médical ne sont qu'un seul et même esprit, soumis aux mêmes facultés.

Cette division, ai-je dit, est encore *nuisible*, et, en effet, elle empêche l'observateur de découvrir les relations qui peuvent exister entre différentes manifestations morbides. Pour mieux nous faire comprendre, prenons un exemple dans notre propre statistique. Dans le tableau des maladies chirurgicales, ce sont les inflammations qui dominent ; et ce sont précisément aussi les inflammations qui dominent dans le tableau des affections purement médicales. Même, de plus, il y a un rapport frappant entre les maladies du cuir chevelu (dites affections médicales) et les ganglions, ou adénites de la région cervicale (dites maladies chirurgicales). Ainsi, pour 13 cas d'affections aiguës du cuir chevelu, il s'est présenté 10 cas d'adénite. Eh ! comment peut-il en être autrement?

Pour ajouter un intérêt à ce compte rendu, qui n'a d'autre mérite, à mes yeux, que de prouver l'exactitude des soins médicaux à l'Asile, qu'il me soit permis, en terminant, d'exprimer mon opinion sur différents agents thérapeutiques, capables, je le pense, d'exciter assez la curiosité scientifique de quelques-uns de mes confrères, pour qu'ils veuillent bien, à leur tour, les expérimenter sur une plus vaste échelle.

J'ai fait usage :

1° *Du chlorate de potasse* en potions contre les oreillons, et en collyre contre les ophthalmies catarrhales;

2° *Du crayon de nitrate d'argent* contre une inflammation spéciale de la commissure des lèvres, affection qui, chez les enfants, prend un caractère contagieux au plus haut degré;

3° *De l'iodure d'antimoine* contre la grippe.

DU CHLORATE DE POTASSE A L'INTÉRIEUR CONTRE LES OREILLONS.

Deux enfants, l'un de 4 ans et l'autre de 5 ans, tous deux affectés d'oreillons, ont été soumis au sirop de chlorate de potasse (100 gram. de sirop pour 10 gram. de chlorate de potasse), à prendre par cuillerée à café, de quart d'heure en quart d'heure, dans le courant de la journée. Dans les deux cas, la maladie a cédé au bout de 2 à 3 jours. Ces deux succès si rapides ne me suffisant pas pour que je sois parfaitement

édifié sur la valeur de cette thérapeutique nouvelle ; j'ajour-
nerai mes conclusions en attendant de nouveaux cas variés
et très nombreux. Ce qui, pour l'heure présente, m'engage
à une très grande réserve, c'est l'opinion assez généralement
admise, que l'*orcillon* est un gonflement inflammatoire du
tissu cellulaire qui entoure la glande parotide, et non pas
l'inflammation de cette glande parotide elle-même. Or,
comme les expérimentations nous ont, jusqu'à présent, très
bien démontré l'action du chlorate de potasse sur les glandes
salivaires, même en simple gargarisme, il m'est dès lors
difficile de ne pas admettre que le chlorate de potasse ait été
pour quelque chose contre les oreillons de ces deux enfants.
Comme on a dû le remarquer, j'ai eu le soin de faire prendre
ce sirop au chlorate de potasse par petites quantités, à des
intervalles très courts, afin que les glandes salivaires fussent
continuellement aux prises avec le chlorate de potasse. Je
dois enfin ajouter que j'ai évité de faire envelopper le col des
enfants et d'employer d'autres médicaments concurremment
avec le chlorate de potasse.

DU CHLORATE DE POTASSE CONTRE LES OPHTHALMIES CATARRHALES.

Six enfants ont été soumis à ce traitement : 2, atteints de
kérato-conjonctivite ; et 4, de conjonctivite pure et simple,
avec écoulement d'un muco-pus très abondant. De ces quatre :
le premier a été guéri en quatre jours ; le deuxième, en trois
jours ; le troisième, en cinq jours ; et le quatrième, en trois
jours. Quant aux deux autres, atteints de kérato-conjonctivite,
le chlorate de potasse, chez eux, ne m'a pas semblé avoir
offert une très grande énergie d'action. Il est vrai de dire que
ces deux enfants s'étant absentés plusieurs jours, le traite-

ment, par sa discontinuité, n'a pas pu peut-être produire tout son effet. Ces deux derniers cas n'ont cédé qu'au collyre de nitrate d'argent : le premier, au bout de sept jours, et le second, au bout de huit jours. En résumé :

1° Le nitrate d'argent m'a réussi dans la kérato-conjonctivite aiguë ;

2° Le sulfate de zinc, dans les kérato-conjonctivites chroniques ;

3° Le chlorate de potasse m'a paru exercer un effet assez net contre les ophthalmies aiguës, accompagnées d'un muco-pus très abondant. C'est cette dernière ophthalmie qui, dans les salles d'asile possède une force extraordinaire de contagion.

La formule du collyre employé est des plus simples : eau distillée 100 gr., chlorate de potasse 16 gr., c'est-à-dire à saturation.

Ce collyre est admirablement supporté par les enfants ; ils se faisaient un jeu de venir à moi pour recevoir leurs gouttes dans les yeux. Inutile de rappeler la douleur qu'occasionnent les collyres, soit au nitrate d'argent, soit au sulfate de zinc.

INFLAMMATION SPÉCIALE DE LA COMMISSURE DES LÈVRES.

Il m'a été donné d'observer sur les enfants de l'Asile une affection assez commune dans les pays chauds, et notamment dans les Grandes Antilles. Cette affection choisit, comme siége de prédilection, l'une ou les deux commissures des lèvres en même temps. La commissure de la lèvre devient blanchâtre, mais seulement sur la muqueuse, et présente un aspect comme strié. Autour de ce point blanchâtre, sur le liseré qui sépare la muqueuse buccale du tégument externe, on voit une aréole inflammatoire. Les mouvements des lèvres réveillent aux commissures une douleur tellement vive, que les enfants ne veulent pas manger, et c'est à peine s'ils veulent boire. Dans les colonies, on croit généralement que cette affection provient du contact contre les lèvres d'un insecte particulier; mais cette croyance repose évidemment sur une erreur, qu'il est facile de détruire, d'abord par l'examen de l'insecte en question, et ensuite, en faisant voir que cette affection existe également et de la même façon dans les climats froids, où ne pourraient pas se développer les larves de cet insecte, qu'on nomme *ravet* dans les colonies, *kakerlaque* dans les régions chaudes de notre contrée, et *blatte* dans l'histoire de la science. La blatte, dite de Madère, est un insecte nocturne, d'une grande agilité, courant avec une extrême vitesse. Comme les papillons de nuit, elle vole autour des lumières en produisant avec ses élytres un bruit assez fort. La blatte répand une odeur fétide des plus repoussantes, odeur qui persiste sur tous les objets touchés par elle dans ses promenades nocturnes. Elle attaque toutes les substances animales et végétales, dans quelque état que se trouvent ces substances. Elle s'attache aux provisions de bouche de toute espèce; elle s'attache également au bois, qu'elle parvient à ramollir au moyen d'un liquide particulier qu'elle sécrète en assez grande abondance. Ce liquide trahit le passage de l'insecte non-seulement par son odeur *sui generis*, mais encore par sa couleur légèrement rougeâtre. Dans les colonies, où il n'est presque question que de bêtes venimeuses, il était tout naturel que l'on considérât pour telle la blatte. Si on avait mieux observé, on aurait vu que cette affection se communique de personne à personne par différents modes, et surtout par les verres, ou par d'autres ustensiles de ménage. Je ne prétends pas nier que cet insecte puisse par son contact occasionner des petits maux, ce qui est possible et même probable; mais ce siége d'élection à la commissure des lèvres aurait dû suffire pour attirer l'attention sur une cause provenant d'une source différente;

mais l'idée erronée était conçue, il devenait bien plus commode de l'accepter aveuglément que de la soumettre à un examen rigoureux.

Cette affection de la commissure des lèvres n'est autre que la diphthérite buccale, qui souvent reste fort longtemps confinée dans l'un ou dans les deux angles de la bouche. C'est cette même inflammation diphthéritique qui s'attache quelquefois au liseré des gencives, et qui finit par emmener l'expulsion d'une ou de plusieurs dents, si on n'y intervient pas à temps, et convenablement. Abandonnez à elle-même cette diphthérite buccale, en moins de quatre à cinq jours elle aura gagné tous les enfants de l'Asile. La contagion en forme d'épidémie se concevra très aisément, en apprenant que c'est avec la même éponge qu'on nettoie le visage et la bouche des enfants après les repas. *Comme traitement prophylactique :* avoir une éponge à part pour débarbouiller les enfants qui présenteront le moindre petit bobo, ou sur les lèvres, ou autour du nez, ou autour des yeux ; et, même dans ce cas, éviter de passer l'éponge sur les parties malades. *Comme traitement curatif :* dans les colonies, on a recours au jus de citron, et, grâce à cette méthode, il est très rare qu'on soit forcé de faire plusieurs pansements. Le pansement par le jus de citron n'est presque pas douloureux. Quant à moi, je trouve que le crayon au nitrate d'argent, passé légèrement, est en même temps et plus énergique et plus prompt que le jus de citron ; une seule cautérisation suffit, mais la douleur est assez vive pendant quelques secondes.

TRAITEMENT DE LA GRIPPE PAR L'IODURE D'ANTIMOINE

Plusieurs enfants, atteints de grippe, ont été traités par l'iodure d'antimoine à doses fractionnées, et il m'a semblé avoir retiré de cet agent des effets excellents. Il occasionne des vomissements doux et à des intervalles éloignés les uns des autres. Je vais profiter de cette heureuse circonstance pour mettre au jour quelques observations sur l'emploi de plusieurs émétiques.

Monsieur Latour, pharmacien major de 2me classe, et moi, nous avons, il y a deux ans, expérimenté :

1° L'oxy-iodure d'antimoine ;

2° L'iodure d'antimoine ;

3° Un mélange d'émétique et d'iodure de potassium.

Voici quels ont été nos résultats :

Des doses de cinq, de dix et de quinze centigrammes d'oxy-iodure d'antimoine ont procuré des vomissements 8 fois sur 12 ;

Des doses de dix, de quinze et de vingt centigrammes d'io-dure d'antimoine ont procuré des vomissements 30 fois sur 38 ;

A la dose de dix centigrammes, le mélange en parties égales de tartre stibié et d'iodure de potassium, a procuré des vomissements 16 fois sur 18.

Nous avons remarqué que ces différentes préparations produisaient, en général, leur effet une demi-heure après leur administration, et que les efforts nécessaires pour vomir étaient excessivement modérés et quelquefois même presque nuls; ce dont je me suis assuré par moi-même.

Quand nous avons rencontré un sujet prétendant avoir été horriblement secoué par ce médicament, quelques jours après, sans lui rien dire, nous lui faisions avaler soit du tartre stibié, soit de l'ipéca ou soit du tartre stibié combiné avec de l'ipéca ; et alors il était forcé de convenir lui-même que le premier vomitif était de beaucoup plus doux.

Le mélange de tartre stibié et d'iodure de potassium nous a paru procurer des vomissements plus fréquents et à des intervalles plus éloignés que ceux des autres préparations Ainsi j'ai pu, grâce à ce mélange, entretenir les vomissements pendant *neuf heures* chez un enfant de 8 ans. Les intervalles allaient toujours en s'éloignant, et les efforts en s'affaiblissant, à mesure que l'enfant vomissait.

Je traitais cet enfant d'une angine de nature douteuse. Ce vomitif a été employé tout seul, sans cautérisation préalable.

Ainsi, l'oxy-iodure d'antimoine, l'iodure d'antimoine et le mélange de tartre stibié et d'iodure de potassium seraient des vomitifs nouveaux, dignes de figurer parmi les autres vomitifs déjà inscrits dans les annales de la thérapeutique.

Si, comme on le dit, la propreté est la santé des enfants, c'est surtout dans les salles d'asile que cette vérité doit trouver toute son application. L'une de nos premières préoccupations est de veiller à l'hygiène du local destiné à recevoir ces enfants ; et, à ce sujet, nous n'avons que des félicitations à adresser à l'autorité supérieure pour son concours prompt et intelligent à mettre à exécution nos justes réclamations.

Madame la Directrice, d'après nos conseils, met un soin tout particulier à surveiller la bonne tenue des enfants : les petits garçons doivent avoir les cheveux courts, et les petites filles les doivent avoir bien peignés et soutenus à l'aide d'un filet très léger. Ne sont reçus à l'Asile que des enfants convenablement vêtus.

Nous veillons également à ce que les parents ne fassent pas subir de mauvais traitements à leurs enfants, ce que malheureusement nous avons eu la douleur de constater deux fois dans le courant de l'année.

Je suis heureux, monsieur le Maire, d'avoir à vous offrir un travail qui, répété chaque année, ne pourra, je le pense, que vous éclairer sur différents points, obscurs peut-être, de l'organisation des salles d'asile de votre arrondissement.

Je suis avec respect, monsieur le Maire, votre respectueux serviteur.

Le Dr Benjamin COIZEAU.

Paris. — Imprimerie de Dubuisson et Cᵉ, rue Coq-Héron, 5.

www.ingramcontent.com/pod-product-compliance
Lightning Source LLC
LaVergne TN
LVHW051148060726
842526LV00006B/2285